AF384540

DE LA

SYPHILIDE GOMMEUSE

DU VOILE DU PALAIS

1867

DE LA

SYPHILIDE GOMMEUSE

DU VOILE DU PALAIS

Par le Dr Alfred FOURNIER, agrégé de la Faculté

Médecin des Hôpitaux

(LEÇON CLINIQUE)

Messieurs,

Ces jours derniers, nous avons reçu dans nos salles une jeune femme affectée de la curieuse maladie dite syphilide gommeuse du voile du palais.

Je tiens à vous entretenir en détail de cette malade, et cela pour plusieurs raisons que voici :

D'abord, l'affection dont elle est atteinte, bien qu'assez commune, est quelque peu sacrifiée, ce me semble, dans les ouvrages classiques que vous avez entre les mains.

De plus, il se rattache, comme vous le verrez, à l'histoire de cette malade plusieurs importantes questions relatives au diagnostic et à l'évolution générale de la syphilis. Ces questions se présentent chaque jour dans la pratique, et je ne doute pas que vous ne trouviez l'application de ce qui va suivre à d'autres cas du même genre qui ne peuvent manquer de s'offrir à votre examen.

Enfin, et surtout, l'état morbide dont nous allons parler constitue souvent ce qu'on peut appeler une maladie *d'urgence*, qui exige de la part du médecin une décision instantanée, une intervention immédiate et énergiquement répressive. Il est peu de maladies où l'art, intervenant à temps, soit plus maître du succès, où l'expectation, l'hésitation, les tâtonnements soient suivis de plus désastreux résultats. C'est donc là, messieurs, une maladie qui intéresse au plus haut degré la responsabilité médicale, et sur laquelle il importe, en pratique, d'avoir les notions les plus précises.

Étudions d'abord le fait clinique, tel qu'il s'est présenté à notre observation ; plus tard nous le commenterons et nous le discuterons en détail.

Le 30 avril entrait dans le service (salle Saint-Antoine) une jeune femme, âgée de 26 ans. Cette femme, d'une bonne santé habituelle, était bien portante, sans fièvre, sans le moindre trouble des grandes fonctions.

Dès la première réponse qu'elle fit à nos questions, nous pouvions affirmer qu'elle présentait une lésion et une lésion grave du voile du palais. Sa parole était non-seulement confuse, mal articulée, difficilement intelligible, mais de plus elle présentait un timbre extrêmement nasonné, rappelant au plus haut degré ce qu'on appelle vulgairement la « voix de canard. » C'est là, vous le savez, le double caractère que prend la voix chez les sujets qui présentent une perte de substance ou une perforation de la voûte palatine.

Nous fîmes ouvrir la bouche et nous constatâmes en effet ce que nous nous attendions à constater : d'une part, à la place des piliers du voile, des arcades et de la luette, un énorme trou, une sorte de cloaque pharyngé établissant une large communication entre la bouche, les arrière-narines et le pharynx ; d'autre part, une ulcération considérable festonnant le moignon du voile du palais.

Une analyse plus minutieuse faisait ensuite reconnaître les particularités suivantes : absence complète de la luette ; destruction de la moitié postérieure du voile du palais et des piliers antérieurs ; piliers postérieurs n'étant plus figurés que par le rebord extrême du voile, rebord irrégulièrement découpé par l'ulcération. — Portion dure du palais absolument intacte. — Ce qui restait du voile se présentait dans l'état suivant: rougeur de la muqueuse ; épaississement considérable et rénitence proportionnelle des tissus ; moignon du voile ne mesurant pas moins en épaisseur de 8 à 10 millimètres, bordé à son extrémité postérieure par une ulcération grisâtre, blafarde, et paraissant enfin être le siége sur quelques points d'un travail de mortification.

Telle s'offrait à nous cette lésion.

Comme troubles fonctionnels, nous avions à noter d'abord ce qui nous avait frappés dès le premier instant de notre examen, l'altération si caractéristique de la voix. De plus, nous apprenions de la malade et nous constations *de visu* que les liquides ne pouvaient être avalés, qu'ils refluaient inévitablement par les fosses nasales. Ajoutez encore à cela une légère obtusion du sens de l'ouïe, qui s'était produite en même temps que ces derniers désordres et qui devait tenir vraisemblablement à des lésions du pharynx au niveau des trompes d'Eustache. — Du reste, aucune douleur, notez bien ce fait. La déglutition même n'était que difficile, mais non douloureuse ; et la malade affirmait qu'elle n'avait jamais ressenti dans la gorge et qu'elle ne ressentait encore aucune souffrance véritable.

Or, messieurs, quand et comment s'était produite cette lésion ?

Vers la fin de mars, la malade, dont je ne fais ici que reproduire textuellement le récit, commença à sentir « quelque chose de singulier dans la gorge. » C'était comme un chatouillement, comme un embarras pour avaler. Cette femme ne s'inquiéta guère de si légers symptômes ; elle crut avoir pris froid et ne songea même pas à se traiter. Le mal resta quelque temps ce qu'il était d'abord. Puis, dans la seconde semaine d'avril environ, il se produisit de temps à autre un phénomène plus insolite ; parfois, en buvant, les liquides étaient partiellement rejetés par les fosses nasales. Le 15 avril, enfin, notre malade se coucha bien portante, parlant bien, comme de coutume, avalant encore sans difficulté ; et le lendemain matin, elle se réveillait dans l'état où elle est aujourd'hui, c'est-à-dire ne pouvant plus ni parler ni avaler, ou du moins n'émettant, au lieu de paroles, qu'un bredouillement presque inintelligible, et rendant toutes les boissons par les fosses nasales.

Remarquez bien, messieurs, cette étonnante symptomatologie. Elle est intéressante et instructive à tous égards, mais surtout par ses phénomènes négatifs. Qu'y trouvons-nous, en somme ? Au début, pendant plusieurs semaines, rien autre que quelques troubles presque insignifiants, des chatouillements de la gorge et un léger embarras de déglutition ; plus tard, reflux nasal des boissons se produisant de temps à autre ; mais pas de douleurs, pas de souffrances, pas de troubles fonctionnels proportionnés à la lésion qui se prépare. Puis, tout à coup, explosion inattendue d'accidents sérieux ; deux fonctions compromises d'un jour à l'autre dans l'espace d'une nuit. La veille, la malade parle et avale ; le lendemain, elle bredouille d'une façon confuse et nasillarde ; elle ne peut plus avaler. — Et à cette époque même, la lésion est encore si peu douloureuse, si peu « sentie », que la malade n'en a pas conscience ; étonnée , stupéfaite de ce qui lui arrive, elle ne songe même pas, d'après son dire , à s'examiner la gorge, à se regarder dans une glace. Elle ne se traite pas, croyant que ces singuliers phénomènes, dont elle ne souffre pas, se passeront d'un jour à l'autre, par la raison qu'elle n'en souffre pas. Et ce n'est que le 30 seulement, c'est-à-dire quinze jours plus tard, qu'elle vient réclamer des soins au Bureau central des hôpitaux, qui l'envoie dans notre service.

La lésion connue, il s'agissait pour nous d'en déterminer la nature. A quelle maladie avions-nous affaire ?

Deux maladies seulement pouvaient être mises en cause : la syphilis et la scrofule. Elles seules, bien évidemment, étaient susceptibles d'avoir déterminé une telle lésion : la syphilis par ses productions gommeuses, la scrofule par ce qu'on appelle le lupus des muqueuses, la scrofulide ulcéreuse ou maligne, l'esthiomène de la gorge.

Or, s'agissait-il d'un cas de syphilis ou d'une lésion scrofuleuse ?

Pour résoudre un tel problème, nous avions à consulter comme éléments diagnostiques : 1° les caractères mêmes de la lésion ; 2° les symptômes concomitants et les antécédents morbides ; 3° et à défaut de signes ressortant de ces deux ordres de données, les résultats fournis ultérieurement par la médication.

Procédons méthodiquement dans cette question si délicate, si difficile, et interrogeons tour à tour les signes puisés à ces trois sources d'éléments diagnostiques.

I. — La lésion, tout d'abord, présentait-elle par elle-même quelque caractère qui pût éclairer notre jugement?

La considération du *siége* n'était pas sans valeur. Chacun de vous, en effet, connaît la prédilection bien marquée de la syphilis pour le voile du palais et l'arrière-gorge. Il est vrai que la scrofule fait aussi parfois ses manifestations sur ces mêmes points, mais d'une façon bien moins fréquente. Ainsi, l'on peut dire sans exagération, je pense, que sur vingt ulcères de l'arrière-gorge, il en est dix-huit ou dix-neuf qui relèvent de la syphilis, contre un ou deux de la scrofule.

Mais cela, vous le comprenez de reste, n'est qu'un calcul de probabilités; ce n'est pas une démonstration diagnostique ; car, si rare que soit relativement l'ulcère scrofuleux de l'arrière-gorge, il s'observe bien de temps à autre, et il n'était pas impossible que nous fussions tombés précisément sur le cas exceptionnel.

Quant à l'aspect de la lésion, ce prétendu critérium souverain en pareille matière, quel secours nous fournissait-il, quelle lumière allait-il nous donner ?

Si vous vouliez me pardonner une courte digression à ce sujet, je vous dirais, messieurs, qu'il serait bon peut-être d'en finir avec ce mot stéréotypé « d'aspect spécifique des ulcères syphilitiques. » Spécifique, en quoi et comment ? Je me le suis bien souvent demandé, et je l'ai religieusement cherché tant dans les livres que sur la nature. Quel est donc l'élément spécifique qui donne aux ulcères de la syphilis un aspect si probant, si caractéristique? Est-ce le fond grisâtre, lardacé, blafard de l'ulcère? Est-ce le revêtement pseudo-membraneux de la plaie? Sont-ce les bords taillés à pic, la forme arrondie, circulaire, demi-cerclée, etc., etc?... Mais il n'est aucun de ces caractères qui, d'une part, ne puisse faire défaut sur des ulcérations dûment syphilitiques, et qui, d'autre part, ne puisse se rencontrer et ne se rencontre fréquemment sur des ulcères aussi étrangers que possible à la syphilis. Donc, en bonne logique, aucun de ces caractères, pris isolément, n'est spécifique de la syphilis, et, de même que l'addition de quantités négatives ne fournit pas, en mathématiques, un total positif, de même, en clinique, la réunion de divers caractères insignifiants par eux-mêmes ne saurait aboutir à constituer un ensemble significatif.

Laissons donc de côté ce vague aspect général des ulcérations qui dérivent de la syphilis, et cherchons les éléments de la spécificité dans des caractères d'une détermination plus rigoureuse et plus précise.

Pour revenir à notre sujet, et comme application de ce qui précède, que trouvions-nous de spécifique dans l'ulcération que présentait notre malade? C'était une ulcération blafarde, grisâtre en général, légèrement jaune sur quelques points, et sur d'autres offrant des lambeaux comme mortifiés. Rien de spécial, rien de spécifique jusqu'ici. C'était encore une ulcération assez profonde, étendue sur une large surface, festonnant tout le rebord postérieur du voile. Toute plaie, tout traumatisme aurait eu cet aspect. C'était un ulcère reposant sur des tissus engorgés et épaissis. Cela encore n'a pas de signification bien précise. Donc, en résumé, soit à prendre isolément chacun des caractères de cette ulcération, soit même à les considérer en groupe, nous ne trouvions là rien qui pût éclairer notre jugement, rien qui nous dît : ceci est ou n'est pas syphilitique. L'aspect général, la physionomie de la lésion ne fournissait aucun élément spécifique à une analyse un peu rigoureuse. — Et il en est ainsi, je puis vous l'affirmer, dans l'énorme majorité des cas.

Réciproquement, l'aspect de la lésion n'offrait non plus aucun caractère qui pût permettre de la considérer comme scrofuleuse. C'est qu'en effet l'ulcère scrofuleux, pas plus que l'ulcère syphilitique, n'a de signe qui lui soit propre et qui trahisse sa spécificité. M. Bazin dit bien que la scrofulide ulcérée des muqueuses présente en général « plus de granulations et de fongosités à sa surface » que les ulcères d'autre nature ; mais, évidemment, ce sont là des nuances trop peu significatives pour servir à un diagnostic différentiel. Aussi le savant médecin de l'hôpital Saint-Louis, dont l'opinion est si considérable en pareille matière, se hâte-t-il d'ajouter : « Rien de plus variable que les caractères physiques des ulcérations scrofuleuses en général..... Et quand la scrofulide maligne débute par la pituitaire, par la cloison du nez ou par l'arrière-bouche, le voile du palais, la voûte palatine, je vous le déclare en toute sincérité, dans ces cas, le diagnostic est quelquefois tellement obscur qu'il faut rester dans le doute. »

En résumé, messieurs, vous voyez que l'aspect de la lésion ne nous fournissait presque aucun caractère séméiologique. Il nous fallait chercher ailleurs les éléments d'un diagnostic différentiel.

II. — Examinant, en second lieu, les antécédents morbides et les symptômes concomitants, nous étions conduits à ceci tout d'abord, au point de vue de la scrofule : c'est que notre malade n'avait jamais présenté et ne présentait pas actuellement la moindre manifestation strumeuse, telle que développements ganglionnaires, catarrhes des muqueuses, éruptions cutanées, caries, etc., etc.; et que, de plus, elle n'offrait en aucune façon les attributs du type scrofuleux. Donc, par exclusion, ne pouvant accuser la scrofule, nous devions soupçonner la syphilis.

Or, trouvions-nous chez cette malade des signes actuels ou passés d'infection syphilitique ?

De signes actuels, pas le moindre. Aucun bouton, aucune tache, aucune macule. Rien non plus du côté des muqueuses, des ganglions, des os, des cheveux, etc. En un mot, aucune manifestation de syphilis.

Que pouvions-nous, que devions-nous inférer de ce résultat de notre examen? Nous ne trouvions rien de syphilitique chez cette malade; cela voulait-il dire qu'elle ne fût pas syphilitique? En aucune façon. L'absence de lésions actuelles, autres que celle dont nous recherchions la nature, ne témoignait en rien contre la possibilité d'une infection. Comment et pourquoi, le voici : c'est que, à une époque avancée de l'infection syphilitique, les manifestations morbides sont, le plus souvent, *solitaires*, isolées. Le fait le plus habituel, c'est de trouver, à cet âge de la maladie, *une* lésion quelque part, sans en trouver d'autres ailleurs. La multiplicité des manifestations, *l'ubiquité*, pour ainsi dire, de la diathèse, se révélant presque partout par des symptômes aussi variés que nombreux, n'appartient qu'à une période plus jeune, plus rapprochée du début de l'infection. C'est à cette époque seulement que l'on observe presque invariablement des déterminations multiples de la diathèse; on en rencontre alors sur presque tous les systèmes, sur la peau sous forme de syphilides généralisées, sur les muqueuses sous forme d'érosions ou d'ulcérations, sur le cuir chevelu, sur le système ganglionnaire, sur le périoste, etc., etc. Mais, plus tard, rien de semblable, je vous le répète. La diathèse vieillie est plus *avare* en quelque sorte de ses manifestations; elle se restreint, elle se concentre, elle se localise sur un point, du moins dans ses formes les plus habituelles.

Donc, en somme, la non-existence d'autres lésions n'était pas un argument contre la nature syphilitique de l'ulcération de la gorge.

Voilà pour le présent; voyons actuellement le passé, les commémoratifs.

Trouvions-nous d'abord sur la peau, sur les muqueuses, aux parties génitales ou ailleurs, quelque cicatrice, quelque tache, quelque stigmate, qui accusât une infection antérieure? Non.

L'examen le plus complet ne nous révélait absolument rien.

Du moins, la malade accusait-elle ou avouait-elle quelque accident antérieur qui fût de nature à légitimer nos soupçons ? Non encore. Elle répondait négativement à toutes nos questions. Elle niait toute lésion du côté des organes génitaux ; elle n'avait jamais présenté, disait-elle, ni taches à la peau, ni engorgements glandulaires, ni plaies à la bouche, ni croûtes dans les cheveux, ni alopécie, etc., etc.....

Cela, messieurs, il faut l'avouer, devenait plus sérieux et plus embarrassant. Devions-nous, cependant, devant ces témoignages tous négatifs, renoncer au diagnostic syphilis, qui nous paraissait à d'autres égards si satisfaisant ? Nullement, je pense, et j'ai à cœur de vous montrer, si je le puis, comment et pourquoi, même en l'absence de tout signe, de tout antécédent accusateur, nous étions autorisés très-légitimement à suspecter une syphilis.

Trois hypothèses nous restaient encore à faire. Il était possible : 1º que cette femme nous trompât ; — 2" qu'elle se trompât elle-même ; — 3º enfin, qu'elle fût sous le coup d'une infection héréditaire.

Discutons avec soin ces trois points :

1º Il était possible, en premier lieu, vous disais-je, que cette femme nous trompât, c'est-à-dire qu'elle eût présenté antérieurement des accidents dont elle ne voulait pas faire l'aveu. Vous savez combien ces réticences, ces dissimulations sont habituelles en pareils cas. Les accidents syphilitiques sont souvent niés de parti pris, même par les hommes, et surtout par les femmes. Ils le sont fréquemment aussi d'une façon notoirement mensongère. A ce point qu'un médecin n'est jamais autorisé à se dire : telle lésion n'est pas syphilitique, puisque la contagion est niée, puisque aucun accident suspect n'est avoué. Il faut sans doute tenir un certain compte des témoignages négatifs du malade, mais il ne faut jamais s'y arrêter d'une façon absolue ni en faire un critérium contre le diagnostic syphilis, non plus surtout qu'une contre-indication du traitement anti-syphilitique. Fort souvent, en effet, il vous arrivera, comme il est arrivé à tout médecin, de guérir par le mercure ou les iodiques des accidents dont l'origine syphilitique sera absolument niée par le malade.

2° Seconde hypothèse : cette femme peut se tromper. Il est fort admissible que de bonne foi elle se trompe, qu'elle ait eu la syphilis et qu'elle l'ignore.

La syphilis, en effet, n'a pas toujours de ces manifestations évidentes qui frappent les malades, qui les instruisent de leur maladie, qui les forcent à consulter un médecin. Descendons aux détails, car j'espère que vous trouverez dans cette discussion des enseignements pratiques, applicables non pas seulement au fait actuel, mais à d'autres cas semblables ou analogues que vous rencontrerez très-sûrement dans l'exercice de votre art.

D'abord, l'accident primitif, le chancre, peut très-bien passer inaperçu, et cela pour des raisons multiples : en raison de son peu d'étendue, de son indolence, de sa disparition rapide, de son siége parfois insolite, extra-génital ou larvé, etc. Le chancre n'est fort souvent qu'une érosion très-limitée, très-superficielle, qui se cicatrise spontanément et sans traitement dans un temps très-court ; ce n'est sous cette forme qu'un « bouton, » qu'une éraillure, qu'un « bobo insignifiant, » auquel les malades, surtout les femmes, n'attachent aucune importance, et qui disparait bientôt même du souvenir.

Puis venons aux accidents consécutifs. Quels sont les plus communs, les plus usuels ? La roséole, les croûtes des cheveux, une alopécie légère, quelques douleurs dans la tête ou dans les membres, l'angine avec quelques exulcérations de la gorge ou de la bouche, et l'adénopathie cervicale.

Or, de tels accidents peuvent-ils passer inaperçus ? Oui, très-certainement oui, et, si peu que vous y réfléchissiez un instant, vous allez en comprendre la raison.

La roséole tout d'abord ou, d'une façon plus générale, les syphilides érythémateuses, érythémato-papuleuses, papuleuses, etc., sont des éruptions qui ne provoquent aucun prurit, aucune douleur, qui souvent même (la roséole spécialement) se limitent au tronc et aux membres sans atteindre le visage. Elles sont très-souvent ignorées des malades, et absolument méconnues. On montre plus souvent, par exemple, la roséole aux malades que les malades ne vous la montrent. Cela est un fait, cela n'est pas discutable.

De même pour l'adénopathie cervicale. C'est un signe que recherche et découvre le médecin ; ce n'est pas un symptôme qui frappe et qu'accusent les malades.

Les croûtes acnéiformes du cuir chevelu, petites, discrètes et non prurigineuses, éveillent peu l'attention. Pour l'alopécie, plus remarquée, on la met sur le compte de telle ou telle raison banale, et d'ailleurs les cheveux s'éclaircissent sous l'influence de tant de causes qu'on ne voit rien là de suspect.

Les migraines et les douleurs des membres, qui ne peuvent passer inaperçues, sont rapportées à de tout autres causes qu'à leur cause véritable. Quelle femme n'a pas de migraines ? Les névralgies, les rhumatismes et les refroidissements ne sont-ils pas aussi toujours là pour expliquer une douleur dans un membre ou dans une jointure ? Comment supposer d'ailleurs une relation quelconque entre le bouton de la vulve, disparu depuis plusieurs semaines, oublié même le plus souvent, et ces douleurs actuelles ?

Même interprétation pour l'angine, dont on fait une angine

vulgaire ou le résultat d'un coup de froid. — Quant aux ulcérations secondaires de la bouche, d'ailleurs bien moins communes chez la femme que chez l'homme, elles passent pour des aphthes, et il est bien rare qu'elles soient considérées comme suspectes.

Donc, en résumé, tous les accidents qui forment la symptomatologie la plus habituelle de la syphilis secondaire, peuvent ou bien passer inaperçus, ou bien être attribués à des causes aussi étrangères que possible à une infection vénérienne. Et comme conséquence, un malade, surtout une femme, peut avoir la syphilis *sans le savoir*, et la renier de la meilleure foi du monde.

« Soit, me direz-vous peut-être. Nous vous accordons que les accidents dont vous venez de parler puissent être méconnus, inaperçus, ou mal interprétés quant à leur nature. Mais ensuite, mais au delà ? Ne surgira-t-il pas, à la suite de ces accidents légers, bénins et susceptibles de guérir sans traitement, d'autres manifestations plus sérieuses, d'autant que le malade ne se sera pas traité ; et ces manifestations plus graves n'éveilleront-elles pas alors l'attention, de façon à révéler au moins clairvoyant la nature de sa maladie ? » — Oui, vous répondrai-je, cela est vrai, en général, mais cela n'est pas vrai d'une façon absolue, cela n'est pas constant. Il arrive parfois, plus souvent qu'on ne paraît le croire, que la syphilis, après la première explosion des accidents dont je viens de vous entretenir, s'arrête tout à coup, semble s'enrayer, pour ainsi dire, soit qu'elle doive pour toujours se borner à cet ordre de manifestations, soit plutôt qu'elle sommeille pendant une certaine période pour se réveiller plus tard sous la forme tertiaire. N'avez-vous pas entendu parler, dans ces derniers temps, de ces syphilis bénignes (ou dites peut-être prématurément bénignes), qui se bornent à quelques accidents immédiats très-légers, qui guérissent sans mercure,

« sponte suâ », qui, en tout cas, semblent s'arrêter court après la production de quelques insignifiants phénomènes ?

Ce sont les syphilis de cet ordre qui risquent surtout de rester méconnues. Et peut-être bien est-ce à une telle syphilis que nous avons affaire dans le cas actuel.

3° Venons enfin à notre troisième hypothèse. Bien que ce soit la moins vraisemblable, elle mérite cependant d'être discutée.

Serait-ce là une lésion de syphilis héréditaire ?

Le diagnostic de syphilis héréditaire n'est jamais accueilli qu'avec une certaine méfiance quand il est porté sur un adulte. Il semble qu'on ait quelque mauvaise grâce à mettre les parents en cause, alors que le malade est en âge de devoir la maladie à ses propres œuvres. On a même nié que les manifestations héréditaires de la diathèse puissent se produire au delà d'un certain âge. Ce sont là, messieurs, des idées préconçues, des systèmes ; ce n'est pas là de la clinique. La clinique a montré que des adultes peuvent présenter des lésions de syphilis dues manifestement à l'influence héréditaire. M. Ricord, M. de Méric, M. Robert, Sigmund, et d'autres encore ont relaté des faits de ce genre, et je crois moi-même en avoir observé plusieurs bien authentiques.

A vrai dire même, je me demande pourquoi l'on a nié la possibilité de tels faits, et ce que l'on y a vu de surprenant, d'extraordinaire. Quoi ! c'est une vérité reconnue et acceptée de tous que des accidents syphilitiques puissent survenir quinze, vingt, trente ans après un chancre. Or, voici un homme qui contracte un chancre à vingt ans ; personne ne trouvera surprenant qu'à cinquante il présente une exostose, une gomme, une carie, une tumeur viscérale. D'autre part, voici un enfant qui prend la syphilis dans le sein de sa mère ; sera-t-il étonnant que quelque accident semblable se produise sur lui quinze, vingt, trente ans plus tard ? Ce qui serait étonnant et inexplicable à mon sens, ce serait que l'enfant ne fût pas exposé aux mêmes manifestations que l'adulte, qu'il existât une immunité pour lui, un privilége en sa faveur.

Donc, pour en revenir à notre malade, il serait possible que la lésion dont elle est affectée fût un symptôme de syphilis héréditaire.

Mais, allez-vous m'objecter, la démonstration de cette hérédité nous fait défaut. — Et comment, en effet, messieurs, voulez-vous que nous l'ayons ? Si cette femme a eu la syphilis par le fait de ses parents, elle l'ignore, bien entendu, parce qu'elle n'en a pas reçu la triste confidence. Ses parents ne sont plus là aujourd'hui pour nous renseigner ; y seraient-ils d'ailleurs qu'ils pourraient bien ne pas nous éclairer davantage. Dans de telles conditions, la démonstration que vous me demandez est presque toujours impossible. On ne peut, en pareil cas, réclamer de certitude absolue ; force est de se résigner à une induction de probabilité.

Jugez-en. Nous avons reçu depuis six mois dans ce service un grand nombre de nouveau-nés syphilitiques. De ces petits malades, beaucoup sont morts, quelques-uns ont survécu. Ces derniers sont-ils guéris parce qu'ils ne présentent plus actuellement de manifestations ? Nous ne saurions l'espérer, Or, si l'un d'entre eux est affecté, dans quinze ou vingt-cinq ans, d'une lésion tertiaire, quelle sera la situation faite au médecin auquel se présentera le malade ? Croyez-vous que, catéchisé par sa mère, ce malade confessera qu'il a été traité ici par nous quinze ou vingt-cinq ans auparavant pour des accidents de syphilis héréditaire ? Le supposer serait absurde, n'est-il pas vrai ? La situation faite alors à notre successeur sera ce qu'est la nôtre aujourd'hui ; ce médecin sera conduit aux mêmes inductions, aux mêmes raisonnements que nous, et vous voyez que s'il est amené comme nous à supposer, faute de mieux, une syphilis héréditaire, il sera précisément sur le chemin de la vérité.

Pour ne rien omettre, il resterait encore, en présence du cas actuel, à tenir compte de la possibilité d'une syphilis acquise, contractée dans le bas-âge. Vous avez eu récemment, dans le service, un exemple de ces contagions accidentelles, bien faites pour dérouter le diagnostic. Rappelez-vous cette petite fille de six semaines, qui présentait à la vulve un chancre induré type, aussi semblable que possible au chancre résultant d'une contagion vénérienne ; accident qui, suivant toute probabilité, avait été transmis à l'enfant par des lotions faites sur la vulve avec une éponge qui avait servi à laver d'autres enfants syphilitiques. — Mais de tels faits, vous le concevez, sont extrêmement rares, et je ne veux pas vous entraîner dans le domaine des exceptions.

III. — Je viens, messieurs, de vous présenter et de discuter devant vous les différentes hypothèses qui peuvent être agitées à propos de notre intéressante malade. Si maintenant vous me demandiez laquelle de ces hypothèses est la bonne, est la vraie, je serais forcé de vous confesser mon embarras. Je ne vois, en effet, aucun motif suffisant pour rejeter ou adopter telle ou telle. Une simple raison de fréquence me porterait à supposer plutôt une syphilis acquise qu'une syphilis héréditaire. Mais, je vous le répète, nous manquons d'éléments pour déterminer d'une façon positive l'origine et l'âge de cette syphilis.

Quant au diagnostic syphilis, en lui-même, il n'est plus douteux, pour vous, je l'espère, après ce qui précède. Il me reste d'ailleurs à vous en donner la confirmation par les résultats thérapeutiques que nous avons obtenus.

Ces résultats, dont vous avez été témoins, ont dû surprendre ceux d'entre vous qui ne sont pas encore familiarisés avec les merveilleux effets de l'iodure de potassium. Ce qui s'est produit sous l'influence de ce remède a été, je puis le dire, un véritable changement à vue.

En quelques jours, quatre jours environ, une amélioration considérable fut acquise : l'ulcération se détergea, se modifia, élimina son enduit grisâtre et gangréneux, en un mot changea complétement d'aspect; quelques jours plus tard, elle tendait évidemment déjà à se réparer, et ses bords étaient envahis par le travail cicatriciel. Parallèlement, le voile du palais, énormément épais, se dégorgeait, se réduisait, au point qu'aujourd'hui il n'offre pas le quart de sa tuméfaction primitive.

Ce résultat, messieurs, est une démonstration diagnostique; c'est une preuve péremptoire, à mon sens, de la nature syphilitique de la lésion. Vainement on objecterait que l'iodure de potassium ne guérit pas que la syphilis, qu'il possède une action modificatrice et curative sur d'autres maladies, telle que la scrofule notamment. A cela je répondrais, me fondant sur ce que j'ai vu jusqu'à ce jour : Non, l'iodure ne guérit pas de cette façon, avec cette prodigieuse rapidité, d'autres lésions que des lésions syphilitiques. Il est bien loin d'avoir une action comparable sur les manifestations scrofuleuses. — C'est ce que disait récemment, devant la Société des hôpitaux, un savant maître, M. Hérard, dont je suis heureux de pouvoir invoquer ici l'autorité : « J'en appelle à tous ceux qui ont eu l'occasion de traiter la scrofule osseuse et les scrofulides malignes par les préparations iodurées : peut-on comparer *la lenteur et l'incertitude des résultats obtenus en pareil cas* avec la promptitude et la netteté des résultats obtenus chez les syphilitiques? » L'iodure, en pareil cas et dans des conditions semblables, est un véritable critérium de la spécificité syphilitique.

Voilà, messieurs, notre diagnostic posé. Nous sommes en présence d'une *syphilide gommeuse* du voile du palais.

Je dois essayer maintenant de vous signaler les caractères principaux de cette maladie, ceux surtout sur lesquels il importe en pratique d'être fixé.

Le point le plus essentiel à connaître, celui qu'avant tout je voudrais mettre en relief et laisser en souvenir dans vos esprits, c'est *l'insidiosité* si remarquable de cette lésion.

Je ne crains pas de vous rappeler encore comment les choses se sont passées chez notre malade : vers la fin de mars et dans la première quinzaine d'avril, chatouillements de la gorge, léger embarras de déglutition, produisant, à de très-rares intervalles, un reflux incomplet des liquides par le nez ; mais pas de douleurs vraies, pas de douleurs de nature à éveiller sérieusement l'attention ; pas de difficultés réelles dans la déglutition ; pas de troubles fonctionnels graves. La malade ne s'inquiète pas de si légers phénomènes et ne songe pas à consulter un médecin. Le 15, elle se couche en bon état, avalant encore bien et parlant bien ; et le 16 elle se réveille ne pouvant plus ni parler ni avaler.

Eh bien, messieurs, ce récit est à peu de chose près le récit de tous les malades. Presque toujours, le mal débute et procède de la sorte : dans les premiers temps, indolence presque absolue ; tout au plus quelque gêne obscure et mal définie vers le palais ou la gorge ; troubles fonctionnels très-légers, consistant simplement en un certain embarras pour avaler, pour avaler les liquides surtout ; parfois reflux des boissons par les fosses nasales, ce que les malades considèrent comme un simple accident. Puis, à un moment donné, explosion inattendue des plus sérieux désordres : rupture du voile, communication établie entre les fosses nasales et la bouche, reflux nasal des aliments et surtout des boissons, timbre nasonné de la voix ; parole dévenant même parfois inintelligible et convertie en un véritable bredouillement nasillard. C'est-à-dire, en somme, lésions graves, quelquefois irrémédiables, sourdement préparées, se produisant d'une façon presque *latente*, et se révélant tout à coup par des troubles fonctionnels des plus inattendus. En un mot, gravité latente, insidiosité, et je dirais volontiers même *malignité*.

Tel est, messieurs, le caractère le plus curieux et le plus important de cette maladie, celui dont il faut toujours se souvenir en pratique, pour ne pas se laisser prendre au dépourvu et pour opposer au mal, dès le premier instant où il est constaté, le traitement le plus énergiquement répressif.

De cette bénignité apparente, de cette indolence initiale que je viens de vous signaler, il résulte ceci, messieurs, c'est que la plupart des malades, surtout de ceux que nous voyons à l'hôpital, n'arrivent à nous qu'à une époque plus ou moins avancée de leur maladie, souvent même à une période où la perforation du voile est imminente, quelquefois aussi, comme dans le cas actuel, quand la rupture s'est faite et qu'une libre communication s'est établie entre la bouche et les fosses nasales. Il est donc aussi rare d'observer la lésion à son début qu'il est fréquent de la constater à une époque voisine de son complet développement ou même de sa terminaison ; et vous passerez peut-être bien des années sans rencontrer un cas où il vous soit donné de suivre le mal dans toute son évolution, de le surprendre surtout à sa naissance. Aussi dois-je vous dire ce en quoi il consiste à son début, d'autant que vous trouverez peu de renseignements sur ce point dans les auteurs classiques.

On admet en général que la maladie débute sous forme d'une *tumeur circonscrite*, plus ou moins volumineuse, aplatie comme une amande, dure tout d'abord, puis se ramollissant plus tard, pour s'ouvrir et s'ulcérer dans une étendue proportionnelle à la tumeur primitive.

La syphilide gommeuse peut, en effet, affecter parfois cette forme initiale; mais je ne crains pas de dire, d'après ce que j'ai vu, que les choses ne se présentent pas ainsi le plus habituellement. Ce qu'on observe plus souvent, à mon sens, c'est une *infiltration diffuse* du voile du palais et non pas une tumeur circonscrite, telle que vous la trouverez décrite dans les auteurs.

Ce qu'on voit au début, c'est ceci : le voile du palais rouge, luisant, tendu, proéminent, faisant une saillie que je comparerais volontiers à celle qui se produit au voisinage de l'amygdale enflammée dans l'esquinancie vulgaire; ce voile est rigide au toucher, dur; on sent aisément qu'il est constitué non plus par une simple membrane mince et lamelleuse, mais bien par une cloison épaisse et comme charnue. Il est de plus manifestement privé de ses mouvements actifs ou passifs. Lorsque vous examinez un voile du palais sain, vous le voyez exécuter certains mouvements, s'élever, s'abaisser, se tendre, se relâcher, se modifier de forme dans sa partie convexe, ses arcades ou ses piliers. Rien de semblable ici : le voile infiltré par la syphilide gommeuse est immobile, sinon en totalité bien entendu, du moins partiellement, dans l'étendue qu'atteint l'infiltration; il n'est plus susceptible des mouvements délicats qu'il exécute à l'état sain ; il semble rigide, fixe, inerte.

C'est à l'ensemble de ces signes, c'est à cet aspect que vous pourrez reconnaître, soupçonner, dès son début, la syphilide gommeuse du voile du palais.

Dans cette première période de la lésion, il ne se produit, comme vous le savez déjà, que très-peu de troubles fonctionnels. La douleur n'est jamais que très-légère, et souvent à peu près nulle. La déglutition ne s'accompagne que d'un certain embarras, surtout manifeste dans l'ingestion des liquides ; la voix n'est que peu modifiée.

Tel est le début du mal. — Au delà, jusqu'à l'époque de la perforation, il ne se produit que peu de changements, surtout au point de vue des phénomènes appréciables pour le malade. La tuméfaction augmente, mais en restant toujours indolente. La déglutition seulement devient un peu plus gênée, et parfois les liquides sont rendus de temps à autre par les fosses nasales. Mais tout se borne là.

. Cependant, le médecin constate que la lésion se modifie. La tuméfaction n'est plus aussi dure ; elle se ramollit, et il devient évident qu'il se fait sous la muqueuse un travail de fonte, de li-quéfaction, une sorte d'abcès. Cette muqueuse s'amincit, se bombe légèrement en un point, puis s'amincit encore ; finale-ment elle se rompt.

De deux choses l'une, alors : ou bien la perforation ne s'est faite que sur une des faces de la muqueuse, et c'est du côté de la bouche que je l'ai toujours vue se produire en pareil cas ; ou bien elle se fait simultanément ou successivement sur les deux faces du voile.

Dans le premier cas, la rupture de la muqueuse n'ajoute rien aux troubles fonctionnels ; il en est de cet incident comme d'une ponction faite dans un abcès du voile ; le foyer se trouve ouvert et s'évacue ; seulement, ici, l'orifice du foyer s'ulcère, s'agrandit et se transforme en une énorme perte de substance. On voit alors, creusée dans l'épaisseur du voile, une sorte de caverne plus ou moins considérable, qui pourrait contenir une noisette, une amande, une demi-noix, et que limite supérieurement le feuillet muqueux nasal, respecté par l'ulcération.

Dans le second cas, le voile est perforé de part en part. Cette lésion s'accuse aussitôt par deux phénomènes des plus tranchés que vous connaissez déjà : le reflux nasal et l'altération de la voix.

Si cette perforation restait ce qu'elle est tout d'abord, elle serait toujours facilement réparable. Malheureusement elle s'élar-
git, elle s'ulcère, quoi qu'on fasse, et cela même avec une ef-
frayante rapidité. C'est un pertuis aujourd'hui; ce sera demain
un orifice large comme une lentille; ce sera peut-être, après-
demain, un trou du diamètre d'une pièce de vingt centimes.
— Rien d'ailleurs de surprenant à cela. Cette rapide destruction,
en effet, est préparée de longue date; ce n'est pas une muqueuse
saine qui disparaît ainsi dans l'espace de quelques jours; c'est
une muqueuse depuis longtemps malade, minée à sa face profonde, progressivement amincie, presque détruite en un mot au
moment de sa perforation.

Cela vous explique, messieurs, comment un voile du palais
que vous verriez aujourd'hui encore intact en apparence, et que
vous pourriez juger encore assez résistant, sera peut-être ouvert
et largement ulcéré demain; car ce voile, infiltré dans sa substance, miné profondément par un travail occulte, simplement
soutenu par une muqueuse malade, se trouve prêt à se romp e,
à se déchirer d'un instant à l'autre et à subir une destruction depuis longtemps préparée. Sur bon nombre de malades, on voit
ainsi d'effroyables dégâts s'opérer, pour ainsi dire, du jour au
lendemain.

En résumé, Messieurs, au point de vue clinique, le seul qui
doive nous occuper ici, la syphilide gommeuse du voile du palais
présente comme traits principaux de symptomatologie les particularités suivantes : c'est une maladie remarquablement *latente* à son début, singulièrement insidieuse dans son évolution, ne s'accompagnant, pendant sa première période, ni de
douleurs véritables, ni de troubles fonctionnels sérieux, puis
aboutissant tout à coup à des troubles fonctionnels considérables
et à des lésions des plus graves; lésions soudaines en apparence,

mais lentement préparées en réalité par un travail morbide sourd et silencieux.

Le pronostic de cette maladie vous est déjà en partie connu par ce qui précède. Abandonnée à elle-même, la syphilide gommeuse perfore le voile, l'ulcère, le détruit partiellement ou en totalité, et établit une communication plus ou moins considérable entre la bouche et les fosses nasales. De là des troubles graves divers, portant surtout sur deux fonctions, la déglutition et la parole.

Il ne faut pas trop assombrir toutefois ces conséquences déjà si déplorables. La perforation peut être limitée à une étendue restreinte, et par suite rester curable. Plus étendue même, elle est souvent réparable par des moyens chirurgicaux ; enfin elle peut être palliée par de très-ingénieuses applications prothétiques.

Mais sortons des généralités et revenons au cas actuel. Quelle en est la gravité ?

Ici, la perforation, la division du voile était produite quand la malade s'est présentée à notre examen, et même le travail ulcératif avait déjà détruit la luette, les piliers antérieurs et la moitié du voile environ. Nous avons réussi à enrayer l'ulcération, à la limiter ; mais, bien entendu, nous n'avons pu refaire ce qui était perdu. Il y a donc et il restera toujours une vaste perte de substance.

Mais la cicatrice faite, et vous voyez qu'elle est en bonne voie de formation, que va-t-il se produire, et quelle sera la conséquence finale de cette lésion ?

Ce qui va se produire et ce qui se produit déjà est fort curieux, et je vous engage à suivre pas à pas le phénomène surprenant qui se prépare et que je vais essayer de vous décrire.

Vous avez pu remarquer, depuis quelques jours, que le moignon du voile, primitivement incliné en arrière et en bas, s'est peu à peu redressé pour prendre une position plus horizontale, et s'est manifestement porté en arrière. Cela n'est qu'un prélude, et je puis, sans crainte d'erreur, vous annoncer ce qui va suivre. Déjà, ce qui reste du voile semble se porter en arrière, vers le pharynx et y adhérer sur quelques points ; cette tendance s'accusera de plus en plus ; bientôt le voile, complétement horizontal, se soudera latéralement aux parois du pharynx et se confondra avec elles, au point que ces deux organes, voile et pharynx, ne formeront plus, à un jour donné, qu'une voûte commune, percée tout à fait en arrière d'un orifice de communication avec les fosses nasales. Il est même possible que cet orifice, énorme aujourd'hui, se rétrécisse progressivement, au point que la perte de substance du voile soit en partie comblée, et que le canal naso-pharyngien soit, sinon intercepté, du moins très-sensiblement rétréci. C'est-à-dire qu'alors, en définitive, l'arrière-gorge, au lieu de communiquer librement et largement avec les deux cavités nasale et buccale, s'ouvrira surtout dans la bouche et se trouvera séparée des fosses nasales par un septum cicatriciel presque complet, creusé tout au plus à son centre d'un étroit pertuis.

Résultat bien inattendu que celui dont je vous entretiens, et presque paradoxal, n'est-il pas vrai ? Une destruction du voile produisant une occlusion ou une atrésie de l'isthme du gosier ! On s'attendrait à ce que la cloison que forme le voile entre l'arrière-bouche et les fosses nasales venant à se détruire dans une étendue plus ou moins considérable, il se fît là, dans l'arrière-gorge, une sorte de cloaque, établissant une large communication entre les fosses nasales et la bouche. Point du tout, c'est juste le contraire qui se produit en certaines occasions. La cloison du voile se reforme par la rétraction cicatricielle, et il se fait à sa place un septum plus complet qui intercepte la communication normale du pharynx avec l'arrière-cavité des fosses nasales, ou qui du moins la rétrécit considérablement, au point de la réduire parfois à un simple pertuis.

Je ne doute pas que dans le cas actuel les choses ne marchent de la sorte, et déjà vous pouvez surprendre, chez notre malade, le début de ce singulier processus pathologique. Il ne saurait se produire ici, vraisemblablement, une oblitération complète, une occlusion vraie de l'isthme du gosier, car la perte de substance a été trop considérable pour être jamais comblée complétement ; mais l'orifice postérieur, qui présente encore aujourd'hui un énorme diamètre, se rétrécira très-certainement, comme il commence du reste à le faire, et cela dans des proportions qui ne laisseront pas de provoquer votre étonnement (1).

Mais qu'adviendra-t-il des troubles fonctionnels que nous avons observés chez cette malade ?

Il en est trois principaux : la phonation confuse et nasillarde, le trouble de la déglutition, une légère obtusion de l'ouïe.

Cette obtusion de l'ouïe est due probablement, à ce que le pharynx a été atteint par l'infiltration gommeuse au niveau des trompes d'Eustache. Elle est donc subordonnée aux lésions du pharynx. Or, ces lésions ont subi une amélioration parallèle à

---

(1) Cette prévision s'est réalisée. Quelques semaines plus tard, on pouvait voir chez cette malade le moignon du voile, devenu horizontal, adhérant complétement au pharynx par ses bords latéraux, et circonscrivant en arrière un orifice ovalaire par lequel le pharynx communiquait avec les fosses nasales. Cet orifice se rétrécissait de semaine en semaine. Je ne doute pas qu'il ne se rétrécisse encore davantage. — Le lecteur consultera avec intérêt, à propos de ces atrésies cicatricielles de l'isthme du gosier, un mémoire du Dr H. J. Paul (de Breslau), traduit par M. Verneuil, dans les Archives de médecine. (De l'adhérence du voile du palais à la paroi postérieure du pharynx à la suite d'ulcérations, etc. Arch. gén. de méd., 1865, T. II, p. 422).

celle du voile ; comme conséquence, le trouble de l'ouïe devait s'amender, et il s'est amendé en effet d'une façon notable. Ce progrès se continuera, cela n'est pas douteux.

Pour ce qui regarde la déglutition, nous n'avons plus rien à craindre actuellement. Les aliments solides sont ingérés sans le moindre embarras. Les liquides mêmes, depuis quelques jours, sont avalés sans reflux ; ce qui tient à deux causes, d'abord à ce que le moignon du voile, dégorgé, a pu reprendre en partie les fonctions dont il reste susceptible, et en second lieu à l'habitude qu'a prise la malade de boire avec certaines précautions pour subvenir à son infirmité par un mode de déglutition spécial.

Mais reste la voix. La voix, certes, s'est très-notablement améliorée. Inintelligible tout d'abord, elle est devenue de jour en jour plus claire et plus distincte. Toutefois, elle conserve un timbre nasillard, désagréable, et certaines syllabes ne sont encore articulées que d'une façon très-confuse.

Cette infirmité, messieurs, j'ai regret à le dire, subsistera ; elle est définitive.

Elle peut cependant être palliée, et palliée d'une façon presque complète, je l'espère, à l'aide d'un appareil prothétique. C'est merveille, parfois, de voir ces ingénieux appareils modifier, refaire la voix d'un instant à l'autre. Ils consistent simplement en un voile artificiel, mobile, fabriqué soit en caoutchouc, soit en toute autre substance analogue, et adapté sur une pièce rigide que soutiennent les dents. C'est un appareil de ce genre que je compte placer ici, dès que les parties seront en état de le recevoir.

Enfin, messieurs, j'arrive à la question pratique la plus importante, celle du traitement.

Vous connaissez déjà la médication que nous avons mise en

usage dans le cas actuel. Elle se composait : 1° de l'administra-tion de l'iodure de potassium à l'intérieur ; 2° de gargarismes iodés (eau, 250 gr.; iodure de potassium et teinture d'iode, âa 2 grammes) ; 3° d'attouchements quotidiens sur les parties ulcérées avec un pinceau chargé de teinture d'iode.

Vous savez aussi, sans que j'aie besoin d'insister à nouveau sur ce point, quels rapides et merveilleux succès nous a donnés cette médication.

C'est qu'en effet, messieurs, le grand remède, le remède par excellence contre la syphilide gommeuse en général et celle de la bouche en particulier, c'est l'iodure de potassium.

Non-seulement il faut que vous sachiez que l'iodure est un remède héroïque en pareil cas, mais j'ai de plus à cœur que vous reteniez bien ceci : c'est qu'il est le *seul* remède auquel il soit prudent, je dirais volontiers auquel il soit *licite* d'a-voir recours contre la syphilide gommeuse du voile. Le mer-cure est ici, non pas inefficace, mais cent fois moins actif que l'iodure, et en tout cas *trop lentement actif* pour qu'on puisse faire fonds sur lui dans une maladie où les instants sont comptés, où le moindre retard dans l'action curative peut avoir pour conséquence la rupture du voile.

Ce n'est pas tout que de donner l'iodure, il faut encore l'ad-ministrer *à sa dose*, à la dose convenable contre une lésion de cet ordre.

Il est indispensable dans les cas de ce genre, surtout dans ceux où le mal est déjà avancé, de frapper immédiatement un grand coup et d'administrer d'emblée l'iodure à forte dose. « N'hésitez pas, nous disait M. Ricord dans ses cliniques; donnez l'iodure immédiatement, séance tenante, et donnez-le *largâ manu*; car toute hésitation, tout retard, toute intervention timide peut conduire à une perforation irréparable. »

Si l'on procède par petites doses, si l'on se contente de trente, quarante, cinquante centigrammes par jour, le remède n'agit pas, ou du moins il n'agit pas assez ni assez vite pour prévenir un danger imminent. C'est en tâtonnant, en hésitant de la sorte qu'on aboutit à la rupture du voile.

D'emblée, sans crainte, il faut, je dis *il faut*, prescrire une dose véritablement active : deux ou trois grammes dès le premier jour ; et même si, les jours suivants, le mal ne paraît pas suffisamment influencé, la dose quotidienne du remède devra être élevée à quatre, cinq ou six grammes.

Sans doute, messieurs, sous l'influence de pareilles doses, le malade pourra présenter quelques-uns des phénomènes qui composent ce qu'on appelle l'iodurie, tels que coryza, larmoiement, céphalalgie, ptyalisme léger, etc.; mais que sont ces inconvénients en face du danger qui menace? Trop heureux sera le malade s'il peut éviter à ce prix une infirmité déplorable!

D'ailleurs, les effets pénibles de l'iodure ne sont pas toujours proportionnés à sa dose. Il est des sujets qui, pour cinquante centigrammes de ce remède, éprouvent des phénomènes semblables à ceux que leur produit une dose quatre ou cinq fois plus forte. — De plus, ces effets sont très-variables suivant les sujets. Tel ne peut accepter quelques centigrammes d'iodure sans être pris d'iodurie, et tel autre absorbe des doses considérables sans en éprouver le moindre phénomène. Vous en avez une preuve actuellement sous les yeux. Notre malade, à qui, dès le premier jour, nous avons prescrit une dose de deux grammes d'iodure, puis de trois et quatre grammes les jours suivants, ne s'est jamais plainte du moindre symptôme pénible. Et sa voisine de lit, pour une dose de cinquante centigrammes, a présenté des phénomènes d'iodurie des plus intenses, coryza effroyable, larmoiement, bouffissure presque érysipélateuse des yeux et du visage, céphalalgie, abattement, etc.

Et j'ajoute : les phénomènes de l'iodurie seraient-ils plus intenses et plus sérieux qu'ils ne le sont, il n'y aurait pas encore à balancer. Même dans cette hypothèse, il faudrait encore passer outre, et donner l'iodure à fortes doses ; car c'est à ce prix seulement qu'on peut prévenir une lésion grave et trop souvent irréparable.

Sachez-le bien, les deux écueils, les deux causes réelles d'insuccès sont, en pareil cas, une intervention *trop tardive* ou une intervention *trop timide* de la médication iodurée.

Donner l'iodure le plus tôt possible et le donner à haute dose, *largâ manu*, voilà, messieurs, le véritable secret de la médication et la clef du succès.

(20.5) — Paris. Imp. A.-E. Rochette, boulevard Montparnasse, 72-80.

www.ingramcontent.com/pod-product-compliance
Ingram Content Group UK Ltd.
Pitfield, Milton Keynes, MK11 3LW, UK
UKHW021201140726
13695UKWH00005B/2259